Inhaltsverzeichnis

I0425406

Spaghetti mit Gemüse und Tomatensauce

Götterspeise (Menge für 2 Personen)

Mikrowellengerichte

Käseschnitte Express (pro Portion)

Salate und Saucen

Karottensalat

Salatgurkensalat

Tomaten / Mozzarella Salat

Teigwarensalat (pro Portion)

Über mich

Ich stand einige Jahre in Jugendlagern (Pfadi) und Leiterkursen (J+S) in der Küche und versorgte die Kinder und Jugendlichen mit schmackhaftem Essen. Zum Teil auch in Doppelbesetzung als Lagerleiter und Koch.

Nun bin ich etwas älter und gehe mehr in die Natur oder meine Alphütte und koche dort auf dem Benzinvergaser oder über offenem Feuer leckere Menüs.

In dieser Ausgabe möchte ich speziell auf die Umstände zuhause eingehen. Wer kennt das nicht? Man(n) kommt nach Hause hat Hunger und hat keine Lust 1h plus in der Küche zu stehen nur um satt zu werden. Deshalb hier meine Lieblingsgerichte die schnell gehen und doch kein "fast Food" sind. Meistens kocht meine Frau leckere Sachen für uns zwei hungrige Männer.

Habe einzelne Menüs aus meinem Outdoor- Kochbuch kopiert

Nun wünsche ich gutes Gelingen beim Ausprobieren der Menüs und dann "En Guete".

Über Feedback würde ich mich freuen. -> info@vga-event.com

Erklärungen und Abkürzungen

- Bei Menüs mit (*) braucht es zwingend eine Möglichkeit die Kühlkette aufrecht zu halten (z.B. frisches Poulet)
- Als Vereinfachung und Zeitgewinn nutze ich hier für Saucen meistens Beutelsaucen die ich evtl. optimiere und ergänze.
- Bei Gemüse oder anderen Zutaten nehme ich frische Sachen
- Gewisse Produkte sind Halbfertig Produkte.
- Wasser muss Trinkwasser sein, sonst behandeln, abkochen.
- Kochzeiten lasse ich weg oder definiere es über den Zustand des Produktes.

Frühstück

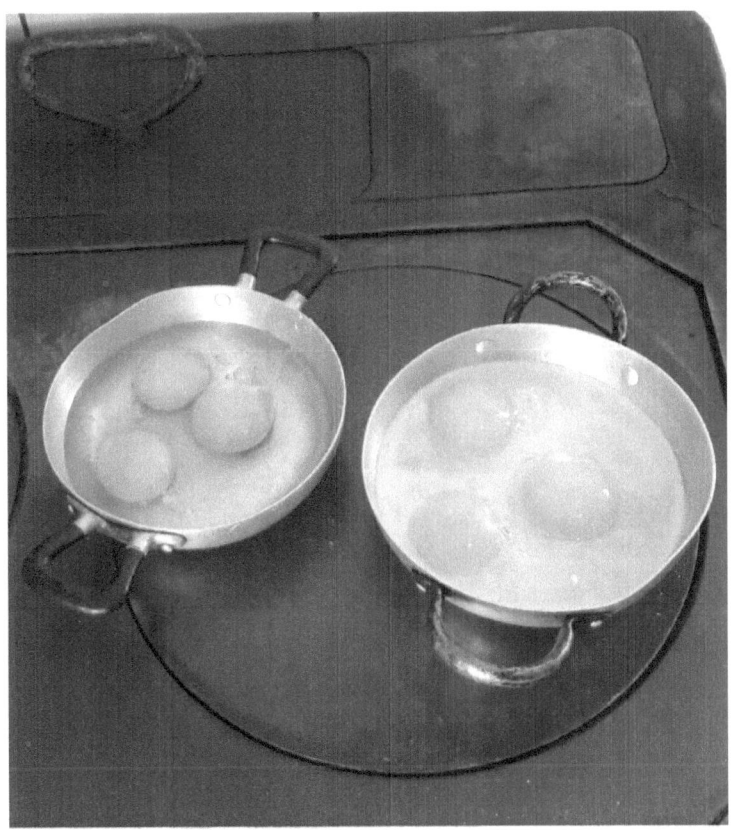

Spiegeleier auf dem Herd in der Alphütte

Porridge / Haferbrei (2 Portionen)

Pro Portion
50g Haferflocken
100ml Milch
150ml Wasser
wenig Salz
Zimt oder andere Aroma (siehe unten) zum Verfeinern
Optional getrocknete Früchte)

- Alle Zutaten ausser Gewürze in eine Pfanne geben und leicht zum kochen bringen.
- nun gleichmässig gut auf den Grund rühren (erspart einem das Schruppen danach)
- Wenn sich ein Brei bildet, Gewürze und Früchte nach Belieben beifügen, (Klassiker ist Zimt, Lebkuchen Gewürz oder Bestandteile davon sind auch nett und geben Abwechslung)
- unter den Früchten finde ich Aprikosen super.
- Nun Flame wenn möglich reduzieren oder sonst wärme regulieren und noch etwas ziehen lassen
- Am bestem mit Löffeln gleich aus dem Topf essen ;-)

Süsse Polenta (2 Portionen)

500ml Wasser mit Milchanteil

100g Polenta (empfehle die schnellen Varianten, wer will schon 30min und mehr auf sein Frühstück warten)

min. 1 Esslöffel (beim Einkaufen) flüssiger Honig

wenig Salz

Gewürze aus der Lebkuchen Ecke passen alle dazu

Früchte: Rosinen und andere Beeren hab ich am liebsten.

Gedacht als Auflage oder zum Zerkleinern und unterziehen

- Etwas Milch dem Wasser beimengen
- danach erhitzen und Polenta einstreuen.
- Durch gleichmässiges rühren und mit Temperatur experimentieren zu einem Brei einkochen. Ideal wenn sich kleine „Blubberkrater" bilden und Dampf entweicht.
- Honig unterziehen und wenn gewünscht Früchte und Gewürze beigeben.
- Feuer weiter reduzieren oder Temperatur anders reduzieren.
- kurz ziehen lassen, bis sich keine „Blubberkrater" mehr bilden.
- Bei Bedarf Früchte zum Wärmen, dekorieren auf den Brei legen
- Nun zum Löffel greifen und so heiss als möglich essen, das gibt warm und Energie für den Tag.

Griessbrei (2 Portionen)

500ml Wasser und Milchpulver
50g Griess
etwas Salz
2 Esslöffel Zucker oder mehr
1-2 getrocknete Feigen
Etwas Zimt zur Deko

- Wasser und Milch mischen
- Salz und Zucker beigeben und aufkochen
- Nun Feuer reduzieren und Griess mit Schwingbesen einstreuen
- Nun etwas weiter köcheln lassen und ab und zu gut um rühren.
- Feigen fein schneiden und unter ziehen oder einfach später dazu essen
- vom "Feuer" nehmen und noch etwas ziehen lassen. Bei Esstemperatur Zimt drüber streuen oder andere Gewürze und essen solange es warm ist.

Rührei mit Speck (pro Portion)
3 Eier
200ml Milch
etwas Salz
Pfeffer
10 Speckstreifen

- Die Speckstreifen in Bratpfanne braten
- Eier und Milch mischen, Salz beigeben
- Masse in Bratpfanne unter ständigem Rühren in mässiger heisser Bratpfanne "flockig" braten. Die "Trockenheit" der Masse nach Vorliebe durch Bratzeit beeinflussen
- Mit Pfeffer abschmecken, Speck wieder dazu geben und servieren

Birchermüsli oder so ähnlich (pro Portion)

50g Haferflocken oder Flockenmischungen.

100ml Milch oder ein Jogurt 180g

Je nach Saison diverse frische Früchte (z.B. Bananen, Apfel, div. Beeren, Pfirsich, Aprikosen)

- Früchte rüsten und schneiden
- Flocken mit Milch oder Jogurt mischen
- Früchte beigeben, unterziehen und etwas stehen lassen
- Nun wünsche ich „en Gute"
- als grössere Portion auch als Hauptspeise gut geeignet

Hauptmahlzeiten / Dessert

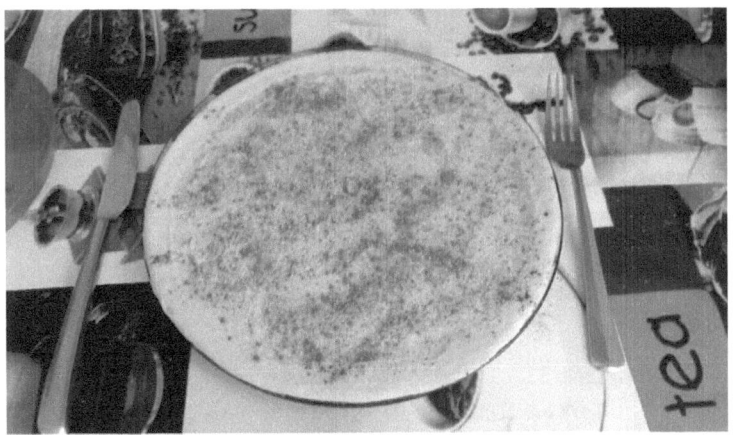

Omelette, Pfannkuchen mit Zimt und Zucker Zuhause in der Küche am Esstisch

Pfannkuchen 1/3 Prinzip (pro Portion)

3 Eier (ca. 200ml)

200ml Milch

200ml Mehl

Prise Salz und Zucker

Pfeffer oder Zimt

Diverses zum belegen oder unterrühren

- Eier, Milch und Mehl idealer Weise in Massbecher „stapeln"
- Salz und Zucker beigeben
- danach mit Rührbesen oder Pürierstab mischen,
- Masse Portionenweise in Bratpfanne in mässiger heisser Bratpfanne "goldbraun" braten.
- Gibt diverse Optionen zum Variieren beim Teig
  - o Süss, etwas mehr Zucker oder Sirup in Teig geben
  - o Salzig z.B. Speckwürfel oder Schinkenstreifen in Teig beigeben
- Gibt diverse Optionen zum Variieren nach dem Braten
  - o Süss: Diverse Aufstriche z.B. Nutella, Zimt und Zucker andere Topping
  - o Salzig: geriebener Käse, Kräuter, Crème fraîche
- Was schmeckt ist erlaubt, nur etwas Mut

Teigwaren mit Thon und Dill + Bouillon

1.5l Trinkwasser
Bouillonwürfel
250g Teigwaren
150g Dose Thon*
1 Suppenlöffel getrockneter Dill

- Wasser kochen
- Bouillonwürfel und kurz danach Teigwaren beigeben
- Teigwaren "al dente" kochen, Bouillon weggiessen oder auffangen z.B. Tassen
- Thon und Dill beigeben, umrühren
- Bouillon geniessen und "en Guete" beim Hauptgang.

Reis mit Pilzsuppe (Trekkingrezept)

1.5l Trinkwasser
Pack Pilzsuppe
100g Reis

- 1.5l Wasser kochen
- Reis beigeben und 5 min kochen und umrühren
- Suppenpulver beigeben und weiter umrühren
- Ab und zu kosten, nach Bedarf Suppe oben ab löffeln
- Danach meistens lückenlos zum Reis mit Pilzen vorstossen und Pfanne aus essen.

Kann mit diversen Sachen noch ergänzt werden (z.B. Wurst, Karottenstückchen, (*) Reibkäse etc.

(*) Speck Rösti mit Käse

500g Fertigrösti mit Speck
100g Raclette Käse

- Fertigrösti in Pfanne oder besser Bratpfanne geben
- Rösti braten bis erste braune Stellen entstehen
- Käse in kleine Würfelschneiden und beifügen
- Nun Rösti braun braten und nach Bedarf z.B. mit Pfeffer würzen

(*) Polenta mit Speck

0.6l Trinkwasser

2-3 Port 2min Polenta

 Speckwürfel roh oder getrocknet

Reibkäse nach Gusto

- Speckwürfel anbraten und in Deckel zwischenlagern
- Wasser nach Anleitung auf Packung aufkochen
- Polenta einstreuen und gleichmässig rühren
- Wenn alles Wasser aufgesogen Käse und Speckwürfel beigeben
- Noch etwas ziehen lassen und anrichten
- Optional kann auch Hobelfleisch oder andere Trockenfleischwaren statt Speck beigefügt werden

Hawaii Toast

Pro Person
Toastscheiben je nach Hunger 5 Stück
100g Vorderschinken in Scheiben
5 Ananas Scheiben in Büchse oder besser Frisch
10 Scheiben Schmelzkäse
wenig Paprika Pulver

- Toastscheiben mit Schinken, Ananas und Schmelzkäse belegen
- Im Backofen bei 200 Grad Celsius überbacken bis Käse beginnt zu schmelzen
- mit Paprikapulver etwas dekorieren.
- Warm servieren, evtl. ein Salat dazu.

Hamburger mit Käse

Pro Person
Toastscheiben oder Buns je nach Hunger
2-4 Hamburger
Salatblätter, Zwiebelringe, Gurkenscheiben
Senf, Tomatenketschup

- Toastscheiben oder Bun in Bratpfanne etwas bräunen.
- Hamburger beidseitig anbraten und dann gut durchbraten
- Bun nach Lust belegen und Hamburger dazwischen klemmen
- Warm servieren, evtl. ein Salat dazu.

(*) Käse Fondue

500g Brot
regionale Käse Fonduemischung 400 - 600g
0.5l Weisswein
Muskatpulver
schwarzer Pfeffer
gemalter Basilikum
10cl Kirsch
Maisstärke

- Käsemischung mit Wein in Pfanne geben und auf kleiner Flamme langsam erwärmen
- Parallel oder vorher Brot in Würfel schneiden
- Maisstärke im Kirsch anrühren und gleichmässig unter die Käsemasse ziehen
- Gewürze nach eigenem Ermessen beigeben und abschmecken
- Weiter erwärmen
- Bilden sich Blasen im Käse anrichten und essen

(*) Schokoladen Fondue

100g Vollmilchschokolade
100g dunkle Schokolade
(*) 2dl Voll Rahm
diverse feste Früchte
 (ideal Äpfel, Birnen, Bananen, Ananas, Pfirsiche)

- Schokolade in kleine Stücke brechen und mit dem Rahm in Pfanne geben und auf kleiner Flamme langsam erwärmen
- Die Schokolade darf nicht zu heiss werden (kleiner 40 Grad).
- Bilden sich Blasen in der Masse,, Flamme reduzieren oder kurz vom Feuer nehmen
- Parallel oder vorher Früchte in Mund gerechte Stücke schneiden

(*) Käse Hörnli

1l Trinkwasser

250g Hörnli

1TL Salz oder Bouillon

1-2 Ei oder Eipulver

4dl Milch

etwas Öl oder Butter (*)

50g Reibkäse (*)

optional 50g Schinken oder Speckwürfel

- Wasser kochen
- Hörnli beifügen und hart "al dente" kochen
- Optional Schinken, Speck mit Öl oder Butter in zweiter Pfanne anbraten
- Ei und Milch verrühren, Käse zum Fleisch beifügen
- Käse beifügen und bis zum Gerinnen der Eier gut auflockern.
- auf kleiner Flamme weiterkochen bis Teigwaren gut sind.

(*) Bami Goreng

1l Wasser

200g breite Nudeln

100g Hühnerbrust

Sojasprossen

Zwiebeln

Karotten

Paprika

Lauch oder Frühlingszwiebeln

Chilischote

etwas Olivenöl

etwas dunkle Sojasauce

- Wasser aufkochen und die Nudeln bissfest kochen.
- Das Öl in der Pfanne erhitzen
- Die Zwiebel mit dem Gemüse kurz anrösten und dann das Fleisch dazu gebenMmit Knoblauch, Chili, Sojasauce, Salz und Pfeffer würzen, abschmecken
- Die Nudeln dazu geben
- Umrühren, fertig

Spaghetti mit Gemüse und Tomatensauce

1l Wasser

1 kleine Zucchetti

2 Tomaten

1 kleiner Lauch

1 Zwiebel

Bouillonwürfel

1 Glas Tomatensauce

Oregano

- Öl in Pfanne geben, aufwärmen
- Zwiebeln, Zucchetti, Tomaten und Lauch rüsten und klein schneiden
- Und Zwiebeln dünsten
- Mit 6 dl Bouillon ablöschen, restliches Gemüse beifügen und auf mittlerer Stufe kochen lassen
- Wenn das Gemüse lind ist, Tomatensauce und Oregano beifügen
- Umrühren, fertig

Götterspeise (Menge für 2 Personen)

400g Löffelbiskuit oder Zwieback

1.2l Vanillecreme (Zutaten je nach Packung oder Rezept)

500g Apfelmus (Kann man auch mit überreifen Äpfel selber machen)

- Vanillecreme nach Rezept oder Packung herstellen
- Löffelbiskuit in z.B. Auflaufform legen (Zwieback funktioniert auch)
- 1/3 Vanillecreme darüber giessen und verteilen das alles überdeckt ist
- Apfelmus verteilen
- Zweite Lage Biskuit legen, Rest der Vanillecreme darüber verteilen.
- Und nun 2h in den Kühlschrank. Zur Not geht auch weniger, Länger ist aber besser.
- Kann statt Vanillecreme auch Pudding nehmen, wird fester zum servieren
- Mit Schlagrahm dekorieren und essen.

Mikrowellengerichte

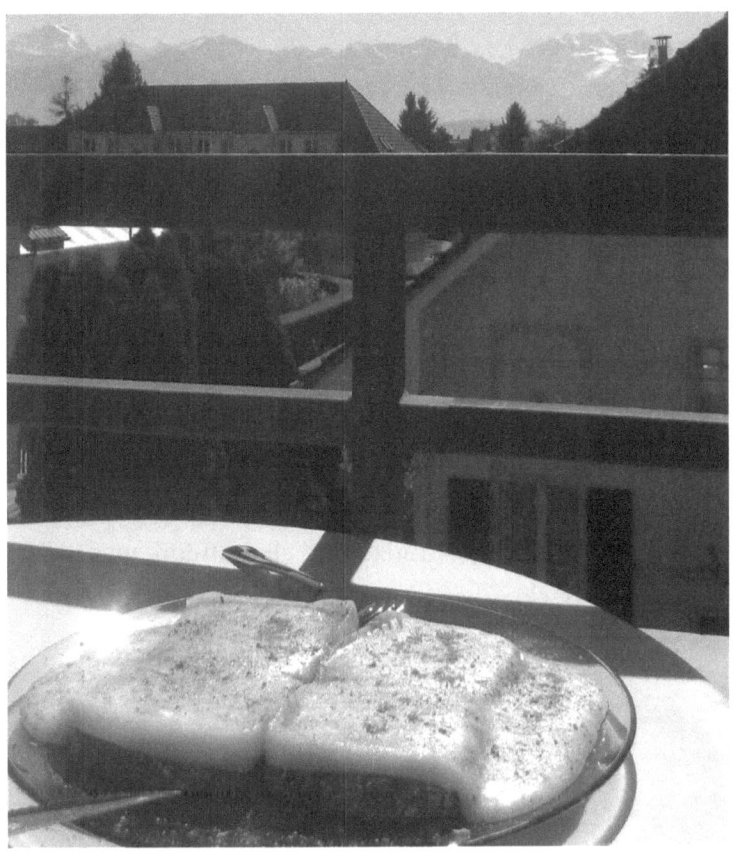

Käseschnitte auf dem Balkon serviert

Käseschnitte Express (pro Portion)

Zwei grössere Brotscheiben auch schon eher hartes Brot möglich mit Wein

150g Raclette Käse

div. Gewürze

Evtl. 0.5dl Weisswein

- Brotscheiben auf Mikrowellenfestes Teller legen
- Käsescheiben ca. 8-10mm Dick schneiden und auf Brot verteilen
- Nun bei Bedarf Wein unten rundherum in Teller geben
- Je nach Mikrowelle ein bis zwei Min erhitzen, Käse beginnt zu fliesen aber zerläuft noch nicht komplett
- Mit Gewürzen nach Lust und Laune würzen
- Z.B. Pfeffer, Curry, Paprika und alles andere was passt und schmeckt.

Salate und Saucen

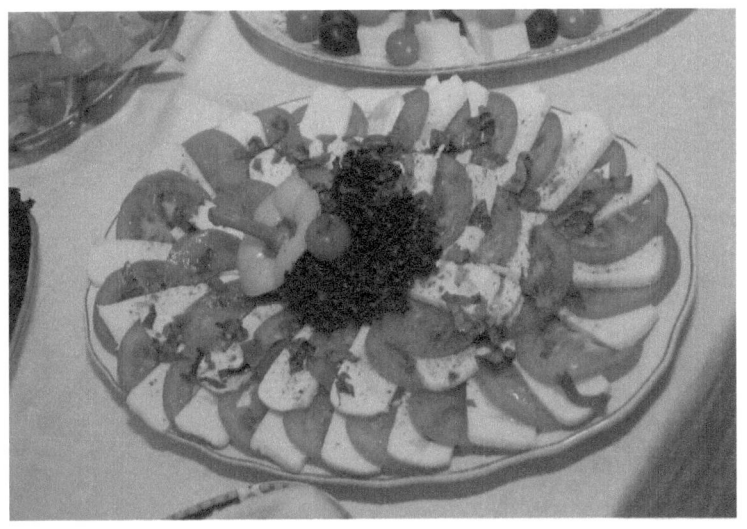

Karottensalat

5-7 Karotten
Essig
Öl
Salatgewürz, Petersilien, Schnittlauch
Etwas Weisswein oder Zitronensaft

- Karotten waschen und mit Messerrücken oder Sparschäler ab schaben
- Mit Raffel oder Küchenmaschine fein raspeln
- Sauce machen
    - 2 Löffel Essig und Öl in Salatschüssel
    - Gewürz dazu geben und mit Zitronensaft oder Weisswein abschmecken
- Karotten beifügen und gut mischen.
- Mit fein geschnittenem Petersilien und Schnittlauch dekorieren

Salatgurkensalat

1 Salatgurke

Essig

Öl

Rahm

Salatgewürz, Dill

Pfeffer

- Gurke waschen und mit Messerrücken oder Sparschäler ab schaben
- In feine Scheiben schneiden
- Sauce machen
  - o 1 Löffel Essig und 2 Löffel Öl in Salatschüssel
  - o 2 Löffel Rahm dazu geben
  - o Gewürze und Pfeffer dazu geben
- Gurkenscheiben beifügen, mischen
- Mit etwas Dill dekorieren

Tomaten / Mozzarella Salat

4 mittelgrosse Tomaten
Zwei Ballen Mozzarella
Essig
Öl
Salatgewürz,

- Tomaten waschen und in feine Scheiben schneiden
- Mozzarella in Scheiben schneiden
- Sauce machen
    - 1 Löffel Essig und 2 Löffel Öl in Gefäss
    - Gewürze und Pfeffer dazu geben
- scheiben beifügen, mischen
- Mit etwas Dill dekorieren

Teigwarensalat (pro Portion)

100g Hörnli oder andere Teigwaren

Einige Essiggurken

Paprika

Evtl. 1 Cervelat

50g Halbhartkäse

Essig und Öl

Salatgewürz,

2 EL Mayonnaise oder Naturjogurt

- Teigwaren in Bouillon kochen und Abschütten. Auskühlen lassen
- Andere Zutaten in kleine Stücke schneiden
- 2 Löffel Essig, Öl und Salatgewürz in Salatschüssel geben
- Teigwaren und alle anderen Zutaten beifügen und gut mischen
- Mit Kräuter dekorieren